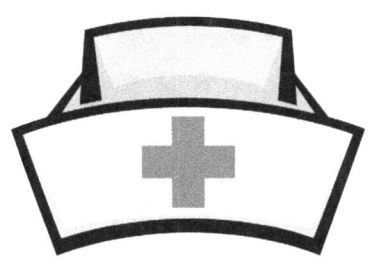

# AGENDA

# 2019

# ESTA AGENDA PERTENECE A:

_____

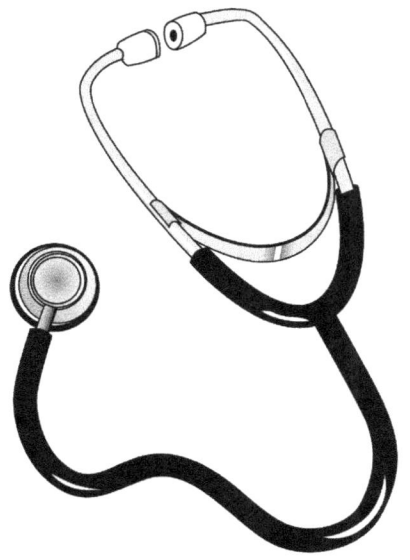

# 2019

## ENERO

| D | L | M | M | J | V | S |
|---|---|---|---|---|---|---|
|  |  | 1 | 2 | 3 | 4 | 5 |
| 6 | 7 | 8 | 9 | 10 | 11 | 12 |
| 13 | 14 | 15 | 16 | 17 | 18 | 19 |
| 20 | 21 | 22 | 23 | 24 | 25 | 26 |
| 27 | 28 | 29 | 30 | 31 |  |  |

## FEBRERO

| D | L | M | M | J | V | S |
|---|---|---|---|---|---|---|
|  |  |  |  |  | 1 | 2 |
| 3 | 4 | 5 | 6 | 7 | 8 | 9 |
| 10 | 11 | 12 | 13 | 14 | 15 | 16 |
| 17 | 18 | 19 | 20 | 21 | 22 | 23 |
| 24 | 25 | 26 | 27 | 28 |  |  |

## MARZO

| D | L | M | M | J | V | S |
|---|---|---|---|---|---|---|
|  |  |  |  |  | 1 | 2 |
| 3 | 4 | 5 | 6 | 7 | 8 | 9 |
| 10 | 11 | 12 | 13 | 14 | 15 | 16 |
| 17 | 18 | 19 | 20 | 21 | 22 | 23 |
| 24 | 25 | 26 | 27 | 28 | 29 | 30 |
| 31 |  |  |  |  |  |  |

## ABRIL

| D | L | M | M | J | V | S |
|---|---|---|---|---|---|---|
|  | 1 | 2 | 3 | 4 | 5 | 6 |
| 7 | 8 | 9 | 10 | 11 | 12 | 13 |
| 14 | 15 | 16 | 17 | 18 | 19 | 20 |
| 21 | 22 | 23 | 24 | 25 | 26 | 27 |
| 28 | 29 | 30 |  |  |  |  |

## MAYO

| D | L | M | M | J | V | S |
|---|---|---|---|---|---|---|
|  |  |  | 1 | 2 | 3 | 4 |
| 5 | 6 | 7 | 8 | 9 | 10 | 11 |
| 12 | 13 | 14 | 15 | 16 | 17 | 18 |
| 19 | 20 | 21 | 22 | 23 | 24 | 25 |
| 26 | 27 | 28 | 29 | 30 | 31 |  |

## JUNIO

| D | L | M | M | J | V | S |
|---|---|---|---|---|---|---|
|  |  |  |  |  |  | 1 |
| 2 | 3 | 4 | 5 | 6 | 7 | 8 |
| 9 | 10 | 11 | 12 | 13 | 14 | 15 |
| 16 | 17 | 18 | 19 | 20 | 21 | 22 |
| 23 | 24 | 25 | 26 | 27 | 28 | 29 |
| 30 |  |  |  |  |  |  |

## JULIO

| D | L | M | M | J | V | S |
|---|---|---|---|---|---|---|
|  | 1 | 2 | 3 | 4 | 5 | 6 |
| 7 | 8 | 9 | 10 | 11 | 12 | 13 |
| 14 | 15 | 16 | 17 | 18 | 19 | 20 |
| 21 | 22 | 23 | 24 | 25 | 26 | 27 |
| 28 | 29 | 30 | 31 |  |  |  |

## AGOSTO

| D | L | M | M | J | V | S |
|---|---|---|---|---|---|---|
|  |  |  |  | 1 | 2 | 3 |
| 4 | 5 | 6 | 7 | 8 | 9 | 10 |
| 11 | 12 | 13 | 14 | 15 | 16 | 17 |
| 18 | 19 | 20 | 21 | 22 | 23 | 24 |
| 25 | 26 | 27 | 28 | 29 | 30 | 31 |

## SEPTIEMBRE

| D | L | M | M | J | V | S |
|---|---|---|---|---|---|---|
| 1 | 2 | 3 | 4 | 5 | 6 | 7 |
| 8 | 9 | 10 | 11 | 12 | 13 | 14 |
| 15 | 16 | 17 | 18 | 19 | 20 | 21 |
| 22 | 23 | 24 | 25 | 26 | 27 | 28 |
| 29 | 30 |  |  |  |  |  |

## OCTUBRE

| D | L | M | M | J | V | S |
|---|---|---|---|---|---|---|
|  | 1 | 2 | 3 | 4 | 5 |  |
| 6 | 7 | 8 | 9 | 10 | 11 | 12 |
| 13 | 14 | 15 | 16 | 17 | 18 | 19 |
| 20 | 21 | 22 | 23 | 24 | 25 | 26 |
| 27 | 28 | 29 | 30 | 31 |  |  |

## NOVIEMBRE

| D | L | M | M | J | V | S |
|---|---|---|---|---|---|---|
|  |  |  |  |  | 1 | 2 |
| 3 | 4 | 5 | 6 | 7 | 8 | 9 |
| 10 | 11 | 12 | 13 | 14 | 15 | 16 |
| 17 | 18 | 19 | 20 | 21 | 22 | 23 |
| 24 | 25 | 26 | 27 | 28 | 29 | 30 |

## DICIEMBRE

| D | L | M | M | J | V | S |
|---|---|---|---|---|---|---|
| 1 | 2 | 3 | 4 | 5 | 6 | 7 |
| 8 | 9 | 10 | 11 | 12 | 13 | 14 |
| 15 | 16 | 17 | 18 | 19 | 20 | 21 |
| 22 | 23 | 24 | 25 | 26 | 27 | 28 |
| 29 | 30 | 31 |  |  |  |  |

UNA VERDADERA

Maravillosa

ENFERMERA

ES ♡

DIFICIL DE ENCONTRAR

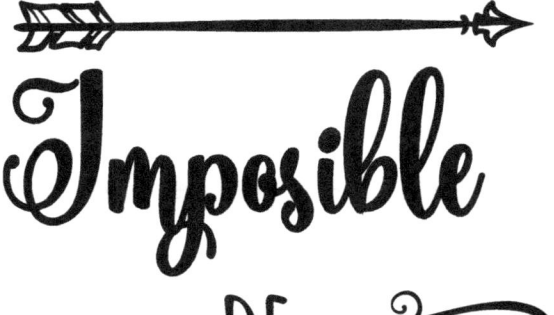

Imposible

DE

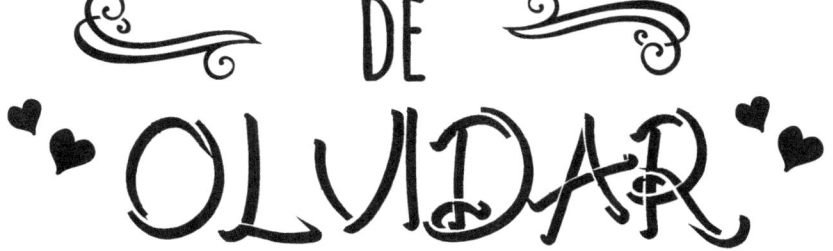

OLVIDAR

# ENERO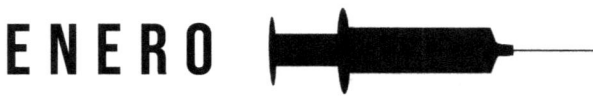

| DOMINGO | LUNES | MARTES | MIERCOLES |
|---|---|---|---|
| | | 1 | 2 |
| 6 | 7 | 8 | 9 |
| 13 | 14 | 15 | 16 |
| 20 | 21 | 22 | 23 |
| 27 | 28 | 29 | 30 |

# 2019

| JUEVES | VIERNES | SABADO | NOTAS |
|---|---|---|---|
| 3 | 4 | 5 | |
| 10 | 11 | 12 | |
| 17 | 18 | 19 | |
| 24 | 25 | 26 | |
| 31 | | | |

# FEBRERO

| DOMINGO | LUNES | MARTES | MIERCOLES |
|---------|-------|--------|-----------|
|  |  |  |  |
| 3 | 4 | 5 | 6 |
| 10 | 11 | 12 | 13 |
| 17 | 18 | 19 | 20 |
| 24 | 25 | 26 | 27 |

# 2019

| JUEVES | VIERNES | SABADO | NOTAS |
|--------|---------|--------|-------|
|  | 1 | 2 |  |
| 7 | 8 | 9 |  |
| 14 | 15 | 16 |  |
| 21 | 22 | 23 |  |
| 28 |  |  |  |

# MARZO

| DOMINGO | LUNES | MARTES | MIERCOLES |
|---------|-------|--------|-----------|
|  |  |  |  |
| 3 | 4 | 5 | 6 |
| 10 | 11 | 12 | 13 |
| 17 | 18 | 19 | 20 |
| 24 / 31 | 25 | 26 | 27 |

# 2019

| JUEVES | VIERNES | SABADO | NOTAS |
|---|---|---|---|
| | 1 | 2 | |
| 7 | 8 | 9 | |
| 14 | 15 | 16 | |
| 21 | 22 | 23 | |
| 28 | 29 | 30 | |

# ABRIL

| DOMINGO | LUNES | MARTES | MIERCOLES |
|---------|-------|--------|-----------|
| | 1 | 2 | 3 |
| 7 | 8 | 9 | 10 |
| 14 | 15 | 16 | 17 |
| 21 | 22 | 23 | 24 |
| 28 | 29 | 30 | |

# 2019

| JUEVES | VIERNES | SABADO | NOTAS |
|---|---|---|---|
| 4 | 5 | 6 | |
| 11 | 12 | 13 | |
| 18 | 19 | 20 | |
| 25 | 26 | 27 | |
| | | | |

# MAYO

| DOMINGO | LUNES | MARTES | MIERCOLES |
|---------|-------|--------|-----------|
|  |  |  | 1 |
| 5 | 6 | 7 | 8 |
| 12 | 13 | 14 | 15 |
| 19 | 20 | 21 | 22 |
| 26 | 27 | 28 | 29 |

# 2019

| JUEVES | VIERNES | SABADO | NOTAS |
|---|---|---|---|
| 2 | 3 | 4 | |
| 9 | 10 | 11 | |
| 16 | 17 | 18 | |
| 23 | 24 | 25 | |
| 30 | 31 | | |

# JUNIO

| DOMINGO | LUNES | MARTES | MIERCOLES |
|---------|-------|--------|-----------|
|  |  |  |  |
| 2 | 3 | 4 | 5 |
| 9 | 10 | 11 | 12 |
| 16 | 17 | 18 | 19 |
| 23 / 30 | 24 | 25 | 26 |

# 2019

| JUEVES | VIERNES | SABADO | NOTAS |
|--------|---------|--------|-------|
|        |         | 1      |       |
| 6      | 7       | 8      |       |
| 13     | 14      | 15     |       |
| 20     | 21      | 22     |       |
| 27     | 28      | 29     |       |

# JULIO

| DOMINGO | LUNES | MARTES | MIERCOLES |
|---------|-------|--------|-----------|
|  | 1 | 2 | 3 |
| 7 | 8 | 9 | 10 |
| 14 | 15 | 16 | 17 |
| 21 | 22 | 23 | 24 |
| 28 | 29 | 30 | 31 |

# 2019

| JUEVES | VIERNES | SABADO | NOTAS |
|--------|---------|--------|-------|
| 4 | 5 | 6 | |
| 11 | 12 | 13 | |
| 18 | 19 | 20 | |
| 25 | 26 | 27 | |
| | | | |

# AGOSTO

| DOMINGO | LUNES | MARTES | MIERCOLES |
|---|---|---|---|
|  |  |  |  |
| 4 | 5 | 6 | 7 |
| 11 | 12 | 13 | 14 |
| 18 | 19 | 20 | 21 |
| 25 | 26 | 27 | 28 |

# 2019

| JUEVES | VIERNES | SABADO | NOTAS |
|--------|---------|--------|-------|
| 1 | 2 | 3 | |
| 8 | 9 | 10 | |
| 15 | 16 | 17 | |
| 29 | 30 | 31 | |
| | | | |

# SEPTIEMBRE

| DOMINGO | LUNES | MARTES | MIERCOLES |
|---|---|---|---|
| 1 | 2 | 3 | 4 |
| 8 | 9 | 10 | 11 |
| 15 | 16 | 17 | 18 |
| 22 | 23 | 24 | 25 |
| 29 | 30 | | |

# 2019

| JUEVES | VIERNES | SABADO | NOTAS |
|---:|---:|---:|---|
| 5 | 6 | 7 | |
| 12 | 13 | 14 | |
| 19 | 20 | 21 | |
| 26 | 27 | 28 | |
| | | | |

# OCTUBRE

| DOMINGO | LUNES | MARTES | MIERCOLES |
|---------|-------|--------|-----------|
|  |  | 1 | 2 |
| 6 | 7 | 8 | 9 |
| 13 | 14 | 15 | 16 |
| 20 | 21 | 22 | 23 |
| 27 | 28 | 29 | 30 |

# 2019

| JUEVES | VIERNES | SABADO | NOTAS |
|---|---|---|---|
| 3 | 4 | 5 | |
| 10 | 11 | 12 | |
| 17 | 18 | 19 | |
| 24 | 25 | 26 | |
| 31 | | | |

# NOVIEMBRE

| DOMINGO | LUNES | MARTES | MIERCOLES |
|---|---|---|---|
| | | | |
| 3 | 4 | 5 | 6 |
| 10 | 11 | 12 | 13 |
| 17 | 18 | 19 | 20 |
| 24 | 25 | 26 | 27 |

# 2019

| JUEVES | VIERNES | SABADO | NOTAS |
|---|---|---|---|
| | 1 | 2 | |
| 7 | 8 | 9 | |
| 14 | 15 | 16 | |
| 21 | 22 | 23 | |
| 28 | 29 | 30 | |

# DICIEMBRE

| DOMINGO | LUNES | MARTES | MIERCOLES |
|---|---|---|---|
| 1 | 2 | 3 | 4 |
| 8 | 9 | 10 | 11 |
| 15 | 16 | 17 | 18 |
| 22 | 23 | 24 | 25 |
| 29 | 30 | 31 | |

# 2019

| JUEVES | VIERNES | SABADO | NOTAS |
|---|---|---|---|
| 5 | 6 | 7 | |
| 12 | 13 | 14 | |
| 19 | 20 | 21 | |
| 26 | 27 | 28 | |
| | | | |

# MI VISION PARA EL 2019

# MIS METAS PARA EL 2019

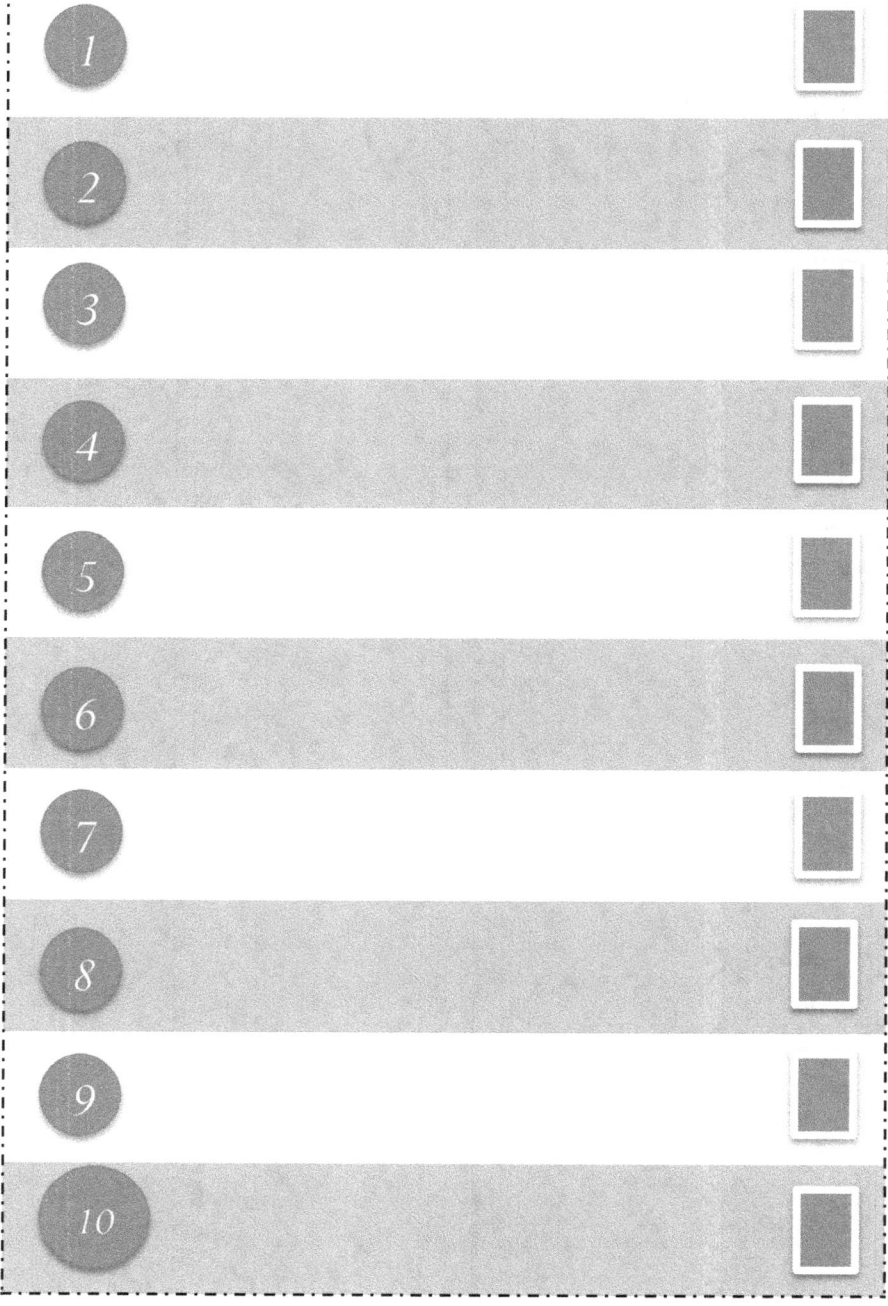

# CUMPLEAÑOS

| ENERO | FEBRERO | MARZO |
| --- | --- | --- |
| | | |

| ABRIL | MAYO | JUNIO |
| --- | --- | --- |
| | | |

| JULIO | AGOSTO | SEPTIEMBRE |
| --- | --- | --- |
| | | |

| OCTUBRE | NOVIEMBRE | DICIEMBRE |
| --- | --- | --- |
| | | |

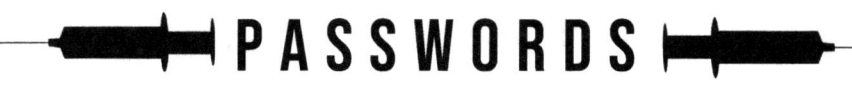

# PASSWORDS

| WEB | USERNAME | PASSWORD |
| --- | --- | --- |
|  |  |  |
|  |  |  |
|  |  |  |
|  |  |  |
|  |  |  |
|  |  |  |
|  |  |  |
|  |  |  |
|  |  |  |
|  |  |  |
|  |  |  |
|  |  |  |

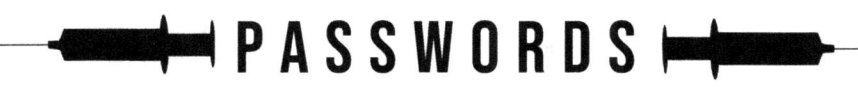

# PASSWORDS

| WEB | USERNAME | PASSWORD |
| --- | --- | --- |
| | | |
| | | |
| | | |
| | | |
| | | |
| | | |
| | | |
| | | |
| | | |

# CONTACTOS

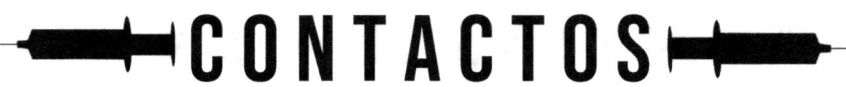

| NOMBRE | TELEFONO | EMAIL |
|--------|----------|-------|
|        |          |       |
|        |          |       |
|        |          |       |
|        |          |       |
|        |          |       |
|        |          |       |
|        |          |       |
|        |          |       |
|        |          |       |
|        |          |       |
|        |          |       |

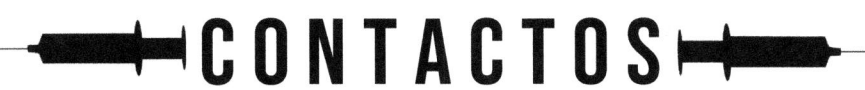

# CONTACTOS

| NOMBRE | TELEFONO | EMAIL |
|--------|----------|-------|
|        |          |       |
|        |          |       |
|        |          |       |
|        |          |       |
|        |          |       |
|        |          |       |
|        |          |       |
|        |          |       |
|        |          |       |
|        |          |       |
|        |          |       |
|        |          |       |
|        |          |       |
|        |          |       |

# DICIEMBRE

Semana 1

12/31/18 al 01/06/19

○ 31. LUNES

PRIORIDADES

_____

_____

○ 1. MARTES

_____

_____

_____

_____

○ 2. MIERCOLES

COSAS QUE HACER:

_____

○ 3. JUEVES

_____

_____

_____

_____

○ 4.VIERNES

_____

_____

_____

_____

○ 5. SABADO /6. DOMINGO

_____

_____

_____

# ENERO

Semana 2

---

○ 7. LUNES

PRIORIDADES

○ 8. MARTES

○ 9. MIERCOLES

COSAS QUE HACER

○ 10. JUEVES

○ 11. VIERNES

○ 12. SABADO/ 13. DOMINGO

# ENERO

Semana 3

01/14/19 al 01/20/19

○ 14. LUNES

PRIORIDADES

○ 15. MARTES

○ 16. MIERCOLES

COSAS QUE HACER

○ 17. JUEVES

○ 18. VIERNES

○ 19. SABADO / 20. DOMINGO

# ENERO

Semana 4

01/21/19 al 01/27/19

○ 21. LUNES

PRIORIDADES

○ 22. MARTES

○ 23. MIERCOLES

COSAS QUE HACER

○ 24. JUEVES

○ 25. VIERNES

○ 26. SABADO / 27. DOMINGO

# ENERO

Semana 5

○ 28. LUNES

PRIORIDADES

○ 29. MARTES

○ 30. MIERCOLES

COSAS QUE HACER

○ 31. JUEVES

○ 1. VIERNES

○ 2. SABADO / 3. DOMINGO

# FEBRERO

Semana 6

02/04/19 al 02/10/19

○ 4. LUNES

**PRIORIDADES**

○ 5. MARTES

○ 6. MIERCOLES

**COSAS QUE HACER**

○ 7. JUEVES

○ 8. VIERNES

○ 9. SABADO / 10. DOMINGO

# FEBRERO

○ 11. LUNES

**PRIORIDADES**

○ 12. MARTES

○ 13. MIERCOLES

**COSAS QUE HACER**

○ 14. JUEVES

○ 15. VIERNES

○ 16. SABADO / 17. DOMINGO

# FEBRERO

Semana 8

02/18/19 al 02/24/19

○ 18. LUNES

PRIORIDADES

_____

_____

○ 19. MARTES

_____

_____

_____

○ 20. MIERCOLES

COSAS QUE HACER

_____

_____

○ 21. JUEVES

_____

_____

_____

_____

○ 22. VIERNES

_____

_____

_____

_____

○ 23. SABADO / 24. DOMINGO

_____

_____

_____

# FEBRERO

Semana 9

---

○ 25. LUNES

PRIORIDADES

_____

○ 26. MARTES

_____
_____
_____
_____

○ 27. MIERCOLES

COSAS QUE HACER

_____

○ 28. JUEVES

_____
_____
_____
_____

○ 1. VIERNES

_____
_____
_____

○ 2. SABADO/ 3. DOMINGO

_____
_____
_____

# MARZO

Semana 10

03/04/19 al 03/10/19

○ 4. LUNES

PRIORIDADES

_____
_____

○ 5. MARTES

_____
_____
_____
_____

○ 6. MIERCOLES

COSAS QUE HACER

_____
_____

○ 7. JUEVES

_____
_____
_____
_____

○ 8. VIERNES

_____
_____
_____

○ 9. SABADO / 10. DOMINGO

_____
_____
_____

# MARZO

Semana 11

03/11/19 al 03/17/19

○ 11. LUNES

PRIORIDADES

○ 12. MARTES

○ 13. MIERCOLES

COSAS QUE HACER

○ 14. JUEVES

○ 15. VIERNES

○ 16. SABADO/ 17. DOMINGO

# MARZO

Semana 12

○ 18. LUNES

PRIORIDADES

○ 19. MARTES

○ 20. MIERCOLES

COSAS QUE HACER

○ 21. JUEVES

○ 22. VIERNES

○ 23. SABADO / 24. DOMINGO

# MARZO

Semana 13

○ 25. LUNES

PRIORIDADES

○ 26. MARTES

○ 27. MIERCOLES

COSAS QUE HACER

○ 28. JUEVES

○ 29. VIERNES

○ 30. SABADO/ 31. DOMINGO

# ABRIL

Semana 14

○ 1. LUNES

PRIORIDADES

_____

_____

○ 2. MARTES

_____

_____

_____

_____

○ 3. MIERCOLES

COSAS QUE HACER

_____

_____

○ 4. JUEVES

_____

_____

_____

_____

○ 5. VIERNES

_____

_____

_____

_____

○ 6. SABADO / 7. DOMINGO

_____

_____

_____

# ABRIL

Semana 15

04/08/19 al 04/14/19

---

◯ 8. LUNES

**PRIORIDADES**

_____

_____

◯ 9. MARTES

_____

_____

_____

_____

◯ 10. MIERCOLES

**COSAS QUE HACER**

_____

_____

◯ 11. JUEVES

_____

_____

_____

_____

◯ 12. VIERNES

_____

_____

_____

_____

◯ 13. SABADO/ 14. DOMINGO

_____

_____

_____

_____

# ABRIL

Semana 16

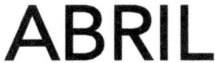

04/15/19 al 04/21/19

---

○ 15. LUNES

**PRIORIDADES**

_____

_____

○ 16. MARTES

_____

_____

_____

_____

○ 17. MIERCOLES

**COSAS QUE HACER**

_____

_____

○ 18. JUEVES

_____

_____

_____

_____

○ 19. VIERNES

_____

_____

_____

_____

_____

○ 20. SABADO/ 21. DOMINGO

_____

_____

_____

# ABRIL

Semana 17

○ 22. LUNES

PRIORIDADES

○ 23. MARTES

○ 24. MIERCOLES

COSAS QUE HACER

○ 25. JUEVES

○ 26. VIERNES

○ 27. SABADO / 28. DOMINGO

# ABRIL

Semana 18

○ 29. LUNES

PRIORIDADES

_____

_____

○ 30. MARTES

_____

_____

_____

_____

○ 1. MIERCOLES

COSAS QUE HACER

_____

_____

○ 2. JUEVES

_____

_____

_____

_____

○ 3. VIERNES

_____

_____

_____

_____

○ 4. SABADO / 5. DOMINGO

_____

_____

_____

# MAYO

Semana 19

05/06/19 al 05/12/19

○ 6. LUNES

PRIORIDADES

○ 7. MARTES

○ 8. MIERCOLES

COSAS QUE HACER

○ 9. JUEVES

○ 10. VIERNES

○ 11. SABADO / 12. DOMINGO

# MAYO

Semana 20

○ 13. LUNES

PRIORIDADES

○ 14. MARTES

○ 15. MIERCOLES

COSAS QUE HACER

○ 16. JUEVES

○ 17. VIERNES

○ 18. SABADO/ 19. DOMINGO

# MAYO

Semana 21

○ 20. LUNES

PRIORIDADES

○ 21. MARTES

○ 22. MIERCOLES

COSAS QUE HACER

○ 23. JUEVES

○ 24. VIERNES

○ 25. SABADO / 26. DOMINGO

# MAYO

Semana 22

---

○ 27. LUNES

PRIORIDADES

---

---

---

○ 28. MARTES

---

---

---

---

○ 29. MIERCOLES

COSAS QUE HACER

---

---

○ 30. JUEVES

---

---

---

---

○ 31. VIERNES

---

---

---

---

○ 1. SABADO / 2. DOMINGO

---

---

---

# JUNIO

Semana 23

○ 3. LUNES

PRIORIDADES

○ 4. MARTES

○ 5. MIERCOLES

COSAS QUE HACER

○ 6. JUEVES

○ 7. VIERNES

○ 8. SABADO / 9. DOMINGO

# JUNIO

Semana 24

---

○ 10. LUNES

**PRIORIDADES**

_____

_____

○ 11. MARTES

_____

_____

_____

_____

○ 12. MIERCOLES

**COSAS QUE HACER**

_____

_____

○ 13. JUEVES

_____

_____

_____

_____

○ 14. VIERNES

_____

_____

_____

○ 15. SABADO / 16. DOMINGO

_____

_____

_____

# JUNIO

Semana 25

○ 17. LUNES

PRIORIDADES

○ 18. MARTES

○ 19. MIERCOLES

COSAS QUE HACER

○ 20. JUEVES

○ 21. VIERNES

○ 22. SABADO / 23. DOMINGO

# JUNIO

Semana 26

○ 24. LUNES

PRIORIDADES

_____

_____

○ 25. MARTES

_____

_____

_____

_____

○ 26. MIERCOLES

COSAS QUE HACER

_____

○ 27. JUEVES

_____

_____

_____

_____

○ 28. VIERNES

_____

_____

_____

_____

○ 29. SABADO/ 30. DOMINGO

_____

_____

_____

# JULIO

Semana 27

07/01/19 al 07/07/19

---

○ 1. LUNES

PRIORIDADES

_____
_____
_____
○ 2. MARTES
_____
_____
_____
_____

○ 3. MIERCOLES

COSAS QUE HACER

_____
_____
_____
○ 4. JUEVES
_____
_____
_____
_____
_____

○ 5. VIERNES

_____
_____
_____
_____
_____
○ 6. SABADO / 7. DOMINGO
_____
_____
_____
_____

# JULIO

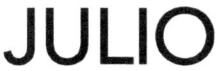

Semana 28

07/08/19 al 07/14/19

○ 8. LUNES

PRIORIDADES

○ 9. MARTES

○ 10. MIERCOLES

COSAS QUE HACER

○ 11. JUEVES

○ 12. VIERNES

○ 13. SABADO / 14. DOMINGO

# JULIO

Semana 29

07/15/19 al 07/21/19

---

○ 15. LUNES

PRIORIDADES

○ 16. MARTES

○ 17. MIERCOLES

COSAS QUE HACER

○ 18. JUEVES

○ 19. VIERNES

○ 20. SABADO / 21. DOMINGO

# JULIO

Semana 30

07/22/19 al 07/28/19

---

○ 22. LUNES

PRIORIDADES

_____

_____

○ 23. MARTES

_____

_____

_____

○ 24. MIERCOLES

COSAS QUE HACER

_____

○ 25. JUEVES

_____

_____

_____

○ 26. VIERNES

_____

_____

○ 27. SABADO/ 28. DOMINGO

_____

_____

_____

# JULIO

Semana 31

○ 29. LUNES

PRIORIDADES

_____

_____

○ 30. MARTES

_____

_____

_____

_____

○ 31. MIERCOLES

COSAS QUE HACER

_____

_____

○ 1. JUEVES

_____

_____

_____

_____

○ 2. VIERNES

_____

_____

_____

_____

○ 3. SABADO / 4. DOMINGO

_____

_____

_____

# AGOSTO

08/05/19 al 08/11/19

○ 5. LUNES

PRIORIDADES

_____

_____

○ 6. MARTES

_____

_____

_____

_____

○ 7. MIERCOLES

COSAS QUE HACER

_____

_____

○ 8. JUEVES

_____

_____

_____

_____

○ 9. VIERNES

_____

_____

_____

_____

○ 10. SABADO/ 11. DOMINGO

_____

_____

_____

# AGOSTO

08/12/19 al 08/18/19

○ 12. LUNES

PRIORIDADES

○ 13. MARTES

○ 14. MIERCOLES

COSAS QUE HACER

○ 15. JUEVES

○ 16. VIERNES

○ 17. SABADO/ 18. DOMINGO

# AGOSTO

Semana 34

08/19/19 al 08/25/19

---

○ 19. LUNES

PRIORIDADES

_____

_____

○ 20. MARTES

_____

_____

_____

_____

○ 21. MIERCOLES

COSAS QUE HACER

_____

_____

○ 22. JUEVES

_____

_____

_____

_____

_____

○ 23. VIERNES

_____

_____

_____

_____

○ 24. SABADO/ 25. DOMINGO

_____

_____

_____

# AGOSTO

Semana 35

○ 26. LUNES

PRIORIDADES

○ 27. MARTES

○ 28. MIERCOLES

COSAS QUE HACER

○ 29. JUEVES

○ 30. VIERNES

○ 31. SABADO / 1. DOMINGO

# SEPTIEMBRE

Semana 36

09/02/19 al 09/08/19

○ 2. LUNES

**PRIORIDADES**

○ 3. MARTES

○ 4. MIERCOLES

**COSAS QUE HACER**

○ 5. JUEVES

○ 6. VIERNES

○ 7. SABADO/ 8. DOMINGO

# SEPTIEMBRE

Semana 37

---

○ 9. LUNES

PRIORIDADES

---
_____
_____
_____
_____
_____
_____

○ 10. MARTES

---

○ 11. MIERCOLES

COSAS QUE HACER

_____
_____
_____
_____
_____
_____

○ 12. JUEVES

---

_____
_____
_____
_____

○ 13. VIERNES

_____
_____
_____
_____
_____

---

○ 14. SABADO/ 15. DOMINGO

_____
_____
_____
_____

---

# SEPTIEMBRE

Semana 38                   09/16/19 al 09/22/19

---

○ 16. LUNES

PRIORIDADES

---

---

---

---

○ 17. MARTES

---

---

---

---

○ 18. MIERCOLES

COSAS QUE HACER

---

---

○ 19. JUEVES

---

---

---

---

○ 20. VIERNES

---

---

---

---

○ 21. SABADO / 22. DOMINGO

---

---

---

# SEPTIEMBRE

Semana 39

09/23/19 al 09/29/19

○ 23. LUNES

PRIORIDADES

_____

_____

○ 24. MARTES

_____

_____

_____

_____

○ 25. MIERCOLES

COSAS QUE HACER

_____

○ 26. JUEVES

_____

_____

_____

_____

○ 27. VIERNES

_____

_____

_____

○ 28. SABADO / 29. DOMINGO

_____

_____

_____

# SEPTIEMBRE

Semana 40                    09/30/19 al 10/06/19

---

○ 30. LUNES

PRIORIDADES

_____

_____

○ 1. MARTES

_____

_____

_____

_____

○ 2. MIERCOLES

COSAS QUE HACER

_____

_____

○ 3. JUEVES

_____

_____

_____

_____

_____

○ 4. VIERNES

_____

_____

_____

_____

○ 5. SABADO / 6. DOMINGO

_____

_____

_____

# OCTUBRE

Semana 41

10/07/19 al 10/13/19

---

○ 7. LUNES

PRIORIDADES

_____

_____

○ 8. MARTES

_____

_____

_____

_____

○ 9. MIERCOLES

COSAS QUE HACER

_____

_____

○ 10. JUEVES

_____

_____

_____

_____

○ 11. VIERNES

_____

_____

_____

_____

_____

○ 12. SABADO/ 13. DOMINGO

_____

_____

_____

# OCTUBRE

Semana 42

○ 14. LUNES

PRIORIDADES

_____

_____

○ 15. MARTES

_____

_____

_____

_____

○ 16. MIERCOLES

COSAS QUE HACER

_____

_____

○ 17. JUEVES

_____

_____

_____

_____

○ 18. VIERNES

_____

_____

_____

_____

○ 19. SABADO / 20. DOMINGO

_____

_____

_____

# OCTUBRE

Semana 43

10/21/19 al 10/27/19

○ 21. LUNES

PRIORIDADES

_____

○ 22. MARTES

_____

○ 23. MIERCOLES

COSAS QUE HACER

_____

○ 24. JUEVES

_____

○ 25. VIERNES

_____

○ 26. SABADO / 27. DOMINGO

_____

# OCTUBRE

Semana 44

10/28/19 al 11/03/19

○ 28. LUNES

PRIORIDADES

○ 29. MARTES

○ 30. MIERCOLES

COSAS QUE HACER

○ 31. JUEVES

○ 1. VIERNES

○ 2. SABADO / 3. DOMINGO

# NOVIEMBRE

Semana 45

11/04/19 al 11/10/19

○ 4. LUNES

PRIORIDADESIES

○ 5. MARTES

○ 6. MIERCOLES

COSAS QUE HACER

○ 7. JUEVES

○ 8. VIERNES

○ 9. SABADO/ 10. DOMINGO

# NOVIEMBRE

Semana 46

○ 11. LUNES

PRIORIDADES

○ 12. MARTES

○ 13. MIERCOLES

COSAS QUE HACER

○ 14. JUEVES

○ 15. VIERNES

○ 16. SABADO / 17. DOMINGO

# NOVIEMBRE

Semana 47

11/18/19 al 11/24/19

○ 18. LUNES

PRIORIDADES

_____

_____

○ 19. MARTES

_____

_____

_____

_____

○ 20. MIERCOLES

COSAS QUE HACER

_____

_____

○ 21. JUEVES

_____

_____

_____

_____

○ 22. VIERNES

_____

_____

_____

_____

○ 23. SABADO / 24. DOMINGO

_____

_____

_____

_____

# NOVIEMBRE

Semana 48                                    11/25/19 al 12/01/19

---

○ 25. LUNES

PRIORIDADES

○ 26. MARTES

○ 27. MIERCOLES

COSAS QUE HACER

○ 28. JUEVES

○ 29. VIERNES

○ 30. SABADO/ 1. DOMINGO

# DICIEMBRE

Semana 49

12/02/19 al 12/08/19

○ 2. LUNES

PRIORIDADES

○ 3. MARTES

○ 4. MIERCOLES

COSAS QUE HACER

○ 5. JUEVES

○ 6. VIERNES

○ 7. SABADO / 8. DOMINGO

# DICIEMBRE

Semana 50

12/09/19 al 12/15/19

○ 9. LUNES

PRIORIDADES

○ 10. MARTES

○ 11. MIERCOLES

COSAS QUE HACER

○ 12. JUEVES

○ 13. VIERNES

○ 14. SABADO/ 15. DOMINGO

# DICIEMBRE

Semana 51

○ 16. LUNES

PRIORIDADES

○ 17. MARTES

○ 18. MIERCOLES

COSAS QUE HACER

○ 19. JUEVES

○ 20. VIERNES

○ 21. SABADO / 22. DOMINGO

# DICIEMBRE

Semana 52

12/23/19 al 12/29/19

○ 23. LUNES

PRIORIDADES

_____

_____

○ 24. MARTES

_____

_____

_____

_____

○ 25. MIERCOLES

COSAS QUE HACER

_____

_____

○ 26. JUEVES

_____

_____

_____

_____

○ 27. VIERNES

_____

_____

_____

_____

○ 28. SABADO / 29. DOMINGO

_____

_____

_____

# DICIEMBRE

Semana 1

12/30/19 al 01/05/20

---

○ 30. MONDAY

PRIORIDADES

○ 31. TUESDAY

○ 1. WEDNESDAY

COSAS QUE HACER

○ 2. THURSDAY

○ 3. FRIDAY

○ 4. SATURDAY / 5. SUNDAY

# NOTAS

# NOTAS

# NOTAS

# NOTAS

# NOTAS

# NOTAS

# NOTAS

# NOTAS

# NOTAS

# NOTAS

www.ingramcontent.com/pod-product-compliance
Lightning Source LLC
Chambersburg PA
CBHW071210220526
45468CB00002B/567